RECHERCHES CLINIQUES

SUR LA FAUSSE APPRÉCIATION DES COULEURS

×

PERSISTANCE DE LA GUÉRISON

DU

DALTONISME CONGÉNITAL

TRAITÉ PAR L'EXERCICE

PAR LE

Dr A. FAVRE

Membre de la Société Française d'Ophtalmologie
Lauréat de l'Académie de Médecine (Barbier 1880) et de l'Institut de France
(Montyon 1878 et 1881)
Membre de la Commission Municipale d'hygiène et du Conseil d'hygiène publique
et de Salubrité de Lyon
Chevalier de la Légion d'honneur, Officier d'Académie

LYON

IMPRIMERIE DU SALUT PUBLIC

33, RUE DE LA RÉPUBLIQUE, 33

1888

RECHERCHES CLINIQUES

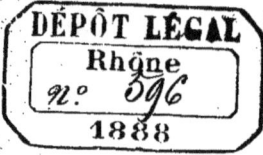

SUR LA FAUSSE APPRÉCIATION DES COULEURS

PERSISTANCE DE LA GUÉRISON

DU

DALTONISME CONGÉNITAL

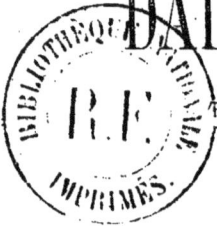

TRAITÉ PAR L'EXERCICE

PAR LE

Dr A. FAVRE

Membre de la Société Française d'Ophtalmologie
Lauréat de l'Académie de Médecine (Barbier 1880) et de l'Institut de France
(Montyon 1878 et 1881)
Membre de la Commission Municipale d'hygiène et du Conseil d'hygiène publique
et de Salubrité de Lyon
Chevalier de la Légion d'honneur, Officier d'Académie

LYON
IMPRIMERIE DU SALUT PUBLIC
33, RUE DE LA RÉPUBLIQUE, 33

1888

PERSISTANCE DE LA GUÉRISON

DU

DALTONISME CONGÉNITAL

TRAITÉ PAR L'EXERCICE

Je n'ai véritablement agité la question du daltonisme avec énergie, qu'après avoir acquis la certitude qu'il me serait possible de guérir le plus grand nombre des jeunes daltoniens.

J'avais institué tout de suite et réclamé les mesures de précaution nécessaires, au chemin de fer ; la visite des couleurs a fonctionné dès l'ouverture des lignes dans mon service. Je pensais alors que les mesures sanitaires avaient été prises dans la marine et ailleurs. Quand je voulus me renseigner je vis clairement que presque tout était à faire.

En ce qui concerne le traitement du daltonisme l'opinion admise était que l'on naît daltonien et que l'on meurt daltonien. Malgré cette phrase répétée par tous ceux qui se sont occupés de la question, je ne pouvais admettre qu'un tel pronostic pût s'appliquer à un si grand nombre de personnes. Je trouve dans mes notes les plus anciennes la trace évidente des recherches entreprises en vue d'un moyen direct ou indirect, qui me permît de mettre à même les daltoniens de se prononcer correctement sur les couleurs.

Je cherchais des analogies chez les sourds-muets, chez les aveugles..... Il n'était pas fâcheux que cette question passât par les mains d'un médecin praticien, constamment préoccupé de problèmes thérapeutiques.

Ce n'est pas par hasard que j'ai cherché le traitement rationnel du daltonisme dans les écoles et que je l'ai trouvé dans une classe tenue par M. Dihl, instituteur, rue Juiverie n° 10, à Lyon, en 1872.

C'est alors que je suis définitivement sorti de l'ornière parcourue par les hommes les plus illustres, et dans laquelle voudraient encore s'attarder plusieurs représentants très-autorisés de la science ophtalmologique.

J'ai dressé de très-nombreux tableaux statistiques ; je crois avoir établi que le sens chromatique des personnes se constitue principalement par la mise en œuvre de deux facteurs : 1° une aptitude qui existe ou qui fait défaut à différents degrés ; 2° l'exercice sur les objets colorés, c'est-à-dire la nécessité où l'on se trouve de distinguer ou de qualifier les objets colorés.

L'expérience semble démontrer jusqu'à présent que ceux qui voient la lumière, peuvent arriver à distinguer les couleurs, bien que la plupart des daltoniens, habiles à distinguer les formes ne soient en défaut que sur les couleurs.

De très-nombreuses observations prises avec soin dans les écoles, prouvent que les enfants les moins bien doués, parviennent même en peu de temps, grâce à des soins éclairés et assidus, à posséder une notion exacte des couleurs.

L'ignorance des couleurs et la confusion des couleurs, même les plus tranchées, se rencontrent dans toutes les classes de la société, avec des proportions étonnantes pour le degré et pour le nombre.

Il arrive très-souvent que les personnes les moins bien douées sont justement celles qui, dès l'enfance, ne portent aucune attention sur les objets colorés, à cause des difficultés qu'elles éprouvent et des mécomptes que leur occasionne leur infirmité. Au lieu de les traiter avec douceur dans la famille et dans les écoles, on les tourne en ridicule et leur infirmité se confirme. Elles atteignent l'âge adulte sans avoir aucune notion exacte des couleurs.

Ces personnes sont dangereuses pour la sécurité publique; elles peuvent par le défaut de leur vision, mettre en péril leur vie et leurs intérêts, la vie et les intérêts d'autres personnes. Il faut que le législateur s'occupe d'elles en vue des emplois que l'on peut avoir à leur confier dans les chemins de fer, dans la marine, dans l'armée, dans l'industrie, le commerce ou les écoles.

Il faut trouver le moyen d'établir chez tous les individus un rapport exact entre les impressions colorées et les termes destinés à les exprimer. Pour arriver à ce résultat il faut prescrire des exercices *gradués et méthodiques* sur les couleurs, surtout dans les écoles primaires, en faire connaître les conditions et le meilleur emploi d'une manière précise.

Il faut augmenter la part de l'exercice en raison même des défauts du sens chromatique. Il faut que les très-rares personnes qui par le moyen de ces exercices n'arriveraient pas à montrer une saine appréciation des couleurs soient connues et exclues des emplois où la notion exacte des couleurs est nécessaire. Ces principes que j'ai mis en pratique depuis longtemps, je les ai développés dans plusieurs mémoires concernant les chemins de fer, la marine, l'armée, différentes industries, le commerce, les écoles. Ils sont appliqués plus ou moins dans tous les états de l'Europe et aux Etats-Unis d'Amérique.

Il n'en est pas moins vrai, qu'un certain nombre d'oculistes, et de ceux qui jouissent de la meilleure réputation, contestent encore au sujet des résultats que j'ai fait connaître sur le traitement du daltonisme congénital.

L'on peut toujours objecter que si nous parvenons à guérir un daltonien, celui-là n'était pas un véritable daltonien. Quand les visites périodiques seront instituées partout où elles doivent l'être, il sera toujours facile de fournir la preuve réclamée. Mais nous avons eu personnellement des succès au sujet desquels il n'est pas permis de douter.

Peut-on douter en présence des cas nombreux cités par les docteurs Féris, Maréchal, Bianchi et Brégi?

Il n'est pas toujours facile de retrouver les personnes que l'on a perdues de vue depuis longtemps, aussi dois-je faire connaitre aujourd'hui la suite d'une observation que j'ai publiée en 1879 dans la *Gazette hebdomadaire* avec un mémoire intitulé : « Traitement du daltonisme congénital par l'exercice, « chez l'enfant et chez l'adulte. »

Je rappelais un grand nombre de faits qui me paraissent être concluants et je citais avec quelques détails trois observations dont les résultats avaient été vérifiés dans de bonnes conditions.

Le traitement du daltonisme doit être entrepris de bonne heure, dans les écoles. L'éducation du sens chromatique est en général facile même chez les enfants mal doués. Il arrive cependant quelquefois que cette éducation présente de très-sérieuses difficultés. On ne les surmonte que par une grande patience et une persévérance très-louable. — Tel est le fait du jeune Alexandre qui présentait le cas le plus grave de daltonisme que j'aie rencontré dans les écoles. Il était affecté d'une véritable *achromatopsie*. Il fut de la part de M. Brachet, instituteur, l'objet des soins les plus assidus, du 5 décembre 1875 au 20 mars 1877, pendant plus de 15 mois.

Je reproduis cette observation qui fut recueillie par M. Brachet.

Observation : Alexandre D., 6 ans et demi. Intelligence très-ouverte. Acuité normale de la vue.

« Le 5 décembre 1875, il dit le rouge *jaune*, le jaune *violet*, « le bleu *vert*, le vert vert.

« Le 6, il dit le rouge *bleu*, le violet *blanc*, le jaune *bleu*, « puis *vert;* il dénomme le bleu et le vert.

« Le 7, il dit le rouge *bleu*, le violet *rouge*, le jaune *bleu*, le « bleu *vert;* il dénomme le vert.

« Le 10, il dit le rouge *jaune*, le bleu *vert;* il dénomme le « vert, le violet et le jaune.

« Le 26, je dénomme moi-même les couleurs et les lui faisant « immédiatement répéter, il dit, le rouge *jaune*, le jaune « *rouge;* il dénomme le bleu, le violet et le vert.

« Le 7 janvier 1876, je lui ai nommé les couleurs deux fois
« sans le questionner.

« Le 8 janvier, il dit le rouge *jaune ;* il dénomme le bleu, le
« jaune et le vert. Il n'a pas connu le *violet.*

« Le 12, je dénomme les couleurs sans le questionner.

« Le 18 il dit le violet *jaune*, le jaune *vert ;* il dénomme le
« vert, le bleu et le rouge.

« Le 21, il dit le rouge *jaune*, le violet *bleu*, le bleu *rouge*,
« le jaune *violet ;* il dénomme le vert.

« Le 24, il dit le bleu *jaune*, le violet *bleu*, le jaune *violet*,
« le rouge *jaune ;* il dénomme le vert.

« Le 5 février, il dit le violet *bleu*, le bleu *rouge*. Il dénom-
« me le jaune, le rouge et le vert.

« Le 8, il dit le rouge *jaune*, le jaune *bleu*, le bleu *rouge*, le
« violet *vert ;* il dénomme le vert.

« Après cet examen, j'étale les couleurs sous ses yeux, et le
« questionnant, il indique sans se tromper le rouge, le bleu, le
« vert, le violet et le jaune.

« Le 9, les couleurs réunies, je demande où est le rouge, il
« l'indique ; le vert, il l'indique ; le violet, il l'indique ; le bleu,
« il l'indique ; le jaune, il montre le *bleu.*

« Le 14, il dénomme les cinq couleurs sans se tromper.

« Le 16, même résultat qu'à l'examen du jour précédent.

« Le 18, il dit le violet *vert*, le rouge *jaune*, le jaune *rouge ;*
« il dénomme le bleu et le vert.

« Le 25, il dit le rouge *jaune*, le violet *bleu.*

« Le 26, il dit le bleu *violet ;* il dénomme les autres couleurs.

« Le 29, il dit encore le bleu *violet ;* il dénomme les autres
« couleurs.

« Le 3 mars 1876, il dit le rouge *jaune*, le jaune *rouge ;* il
« dénomme les autres couleurs.

« Le 6 mars, il dit le rouge *jaune ;* il dénomme les autres
« couleurs.

« Le 10, il dit le bleu *rouge ;* il dénomme les autres couleurs.

« Le 11, il dénomme les cinq couleurs.

« Le 13 mars, il dit le bleu *jaune*, le jaune *rouge ;* le rouge
« *jaune ;* il ne dénomme que le vert et le violet.

« Le 18, il dit le rouge *jaune*, le jaune *rouge* ; il dénomme
« les autres couleurs.

« Le 24, il dit le rouge *jaune*, le jaune *rouge* ; il dénomme
« les autres couleurs.

« Le 25 mars, il n'a pas confondu le jaune avec le rouge, et
« il a dénommé les autres couleurs.

« Le 27, il les a toutes dénommées.

« Le 27, toutes dénommées.

« Le 31, il dit le jaune *rouge* ; il dénomme les autres
« couleurs.

« Le 5 avril 1876, il les a toutes dénommées.

« Le 8, il dit le rouge *jaune* ; il hésite sur le *bleu*, mais il le
« dénomme.

« Le 11, il dit le bleu *jaune*.

« Le 12 avril, il dit le rouge *jaune*, le bleu *jaune* ; il dénom-
« me les autres couleurs. »

Le 18 mai 76, M. Brachet amène Al... à mon cabinet de la
gare de Perrache, nous l'interrogeons sur un grand nombre
d'objets colorés : spectre solaire, lanternes réglementaires,
échantillons d'étoffes de soie, de coton, de laine, rubans de
St-Etienne, papiers colorés ; le plus souvent il fait des réponses
fausses portant sur toutes les couleurs, même sur le *vert* qu'il
avait dès le début des exercices reconnu facilement.

Les résultats des examens et des exercices, pendant les mois
suivants sont :

« Le 20 juin 1876, il dit le violet *vert*, le rouge *vert*.

« Le 21, il dit le rouge *jaune*, le jaune *rouge*.

« Le 23, il dit le rouge *jaune*, le jaune *rouge*.

« Le 24, il dit le rouge *jaune*.

« Le 25, il dit le violet *vert*, le bleu *violet*.

« Le 28 juin, il dit le rouge *jaune*.

« Le 3 juillet 1876, il dit le rouge *jaune*.

« Le 5 juillet, il dit le jaune *rouge*.

« Le 10, il dit le violet *bleu*.

« Le 12, il dit le bleu *violet*.

« Le 14, il dit le bleu *violet*.

« Le 19, très bien.

« Le 29, très bien.

« Le 2 août 1876, très bien.

« Après les vacances, le 13 novembre 1876, il dénomme le
« vert, le violet et le rouge seulement.

« Le 20 novembre 1876, il dit le rouge *jaune*, le violet *vert*
« le bleu *violet ;* il dénomme le *jaune*.

« Le 23, il dit le jaune *bleu*, le rouge *bleu*.

« Le 26, il se trompe sur toutes les couleurs.

« Le 27, il dénomme le *rouge* seulement.

« Le 9 janvier 1877, bien.

« Le 10, bien.

« Le 15, très bien.

« Le 19, il dit le bleu *vert*.

« Le 24 janvier, il dit le rouge *jaune*.

« Le 30, il dit le bleu *vert*, le rouge *jaune*.

« Le 27 février, il hésite sur le *rouge*.

« Le 14 mars 1877, très bien.

« Le 20 mars, très bien.

A cette date, M. Brachet note Alex. comme guéri ; à plusieurs
reprises il l'examine et il reconnaît que la guérison se main-
tient. En janvier 1878, M. Brachet me fait parvenir une note
dans laquelle il atteste qu'ayant pu voir de loin en loin
Alexandre, il a constaté la persistance de la guérison, soit que
l'examen ait été direct, par interrogations, soit que les objets
colorés ayant été mêlés sur la table, l'enfant ait dû les assortir.

Enfin, le 17 février 1878, M. le professeur Dor et moi, nous
examinons Al., en présence de M. Brachet, à mon cabinet de la
gare de Perrache.

Al. huit ans, première épreuve de Holmgren :

Echeveau de laine *verte*, il prend bien tous les *verts*, mais il
ajoute des *gris fer, bleus* et *violets très clairs* et *bois*.

Deuxième épreuve : pourpre, très bien.

Troisième épreuve : *rouge*, il prend tous les *rouges*, mais il ajoute quelques *pourpres* et des *bruns rouges*.

Epreuve Doudevs avec verres : il voit bien à cinq mètres le verre *vert* de 1 millimètre, la bougie étant à 50 centimètres. Il voit bien le verre rouge de 1 millimètre, la bougie à 125 centimètres.

Epreuve Dor : à cinq mètres il nomme très bien le jaune, l'orangé, le rouge, le bleu ; à quatre mètres il voit le violet et à trois mètres le vert.

Par des soins très assidus et très méthodiques M. Brachet est parvenu en 15 mois à donner à cet achromatopsique, la notion exacte des cinq couleurs élémentaires, lorsque à l'âge de 6 ans et demi il n'avait absolument aucune connaissance des couleurs. Il a pu vérifier la persistance de cette correction jusqu'à la fin de l'année 1879, mais alors Al. est devenu introuvable. Il avait quitté Lyon, et nos recherches sont demeurées sans résultat jusqu'au 16 juillet 1888.

M. Brachet qui l'a vu le premier ce jour-là, a constaté à 4 heures du soir, la persistance de la correction. J'ai pu moi-même, le même jour, à 8 heures du soir, le voir à mon domicile· J'avais sur ma table des verres rouges et verts, les échelles de Galezowscki de 1874, la Farben-Sattigungs-Tafel, que Bruno Kolbe de Pétersbourg m'a donnée en 1877, l'échelle de Dor› pour cinq mètres la nuit et celle de dix mètres pour le jour' ainsi que la planche XX des échelles de Snellen.

Sur la planche de Snellen il voit bien la première et la deuxième ligne, il hésite entre le *bleu* et le *vert*, puis il les reconnaît. Il ne sait pas si la cinquième ligne est du *violet* ou du *gris*, ce qui n'est pas une faute, puisque telle est justement l'impression que cette rangée produit sur notre œil.

Il distingue très bien les couleurs de Bruno Kolbe dont l'échelle est tout-à-fait hors de son étui. Il répond très bien sur l'échelle de Galezowski, sauf qu'il montre un peu d'hésitation entre le *bleu* et le *vert*. A l'échelle de Dor pour la nuit, à cinq mètres, que je montre à deux mètres, il voit très bien le rouge, l'orangé, le vert, le bleu, il hésite sur le *violet*, puis il le reconnaît. Il voit très bien à travers plusieurs verres rouges et verts.

Son acuité visuelle est toujours excellente.

Le 24 juillet 1888, à trois heures et quart du soir, je l'examine à mon cabinet de la gare de Perrache.

Laines de Holmgren :

Première épreuve, *vert clair* naturel :

Il fait une excellente épreuve, il prend tous les verts sans la moindre hésitation.

Deuxième épreuve : *pourpre rose*. Très bien, sauf qu'il ajoute un *rouge clair* et un *rouge* foncé, ce qui n'est pas une faute.

Troisième épreuve sur le *rouge* : il prend bien tous les rouges : excellente épreuve.

Je le fais assortir sur le *violet*, et il prend très exactement tous les *violets*.

Echelle de Dor pour 5 mètres. — *A 5 mètres,* très bien, sauf qu'il dit le violet *rouge ;* il le reconnaît ensuite.

Epreuve de Daae : 1re édition.

Il dit très exactement et sans hésitation : 1re, 2e, 4e, 5e, 6e, 8e, 10e rangées, irrégulières ; 3e, 7e, 9e, régulières. Epreuve excellente.

Planches pseudo-isochromatiques de Stilling, de 1877 et de 1878. — Il accomplit très bien ces différentes épreuves sur les lettres, les chiffres et les signes, soit sur l'édition de 1877, ou sur celle de 1878. Je ne puis saisir qu'un peu d'hésitation sur l'épreuve de la croix *verte* sur fond *violet* ; il reconnaît la croix verte et il *hésite* sur la couleur du fond qu'il dit être violet, après un peu de réflexion.

Alexandre n'avait jamais été ni exercé ni interrogé sur les différentes épreuves de Stilling. Il voit très bien les couleurs, par transparence, à l'appareil Charpentier.

Il a fait évidemment de grands progrès depuis que nous l'avons perdu de vue, et ces progrès se sont accomplis d'une manière inconsciente par l'usage normal qu'il a fait de son sens chromatique, bien et dûment rectifié. Il dit cependant avoir porté souvent son attention sur les enseignes et les étalages des magasins.

Je n'ai jamais vu de plus beau succès. Je dois rappeler ici que pour rectifier utilement le sens chromatique d'Alexandre, M. Brachet a dû faire son éducation en présence d'échantillons colorés, de laine, de soie, de coton, sur le papier peint, et sur un très grand nombre d'autres objets. Mais les cinq couleurs fondamentales ont toujours rempli l'office de diapason.

Alexandre D. a été conduit lundi 30 juillet 1888, par nos deux collaborateurs, MM. Brachet et Ducros, au cabinet de M. le professeur Gayet.

Notre très savant collègue a fait subir différentes épreuves au jeune Alexandre, qui a parfaitement su éviter tous les pièges et donner les réponses les plus correctes, à la satisfaction très évidente du professeur de clinique ophtalmologique.

De là, Alexandre a été conduit chez notre très habile confrère M. le Dr Grand-Clément, professeur libre d'ophtalmologie et oculiste des plus autorisés; il a répondu aux différentes questions sans erreur et sans hésitation. M. le Dr Grand-Clément, il y a deux ans déjà, m'avait fait connaître son avis favorable sur le traitement de la dyschromotopsie par l'exercice dans les écoles.

Alexandre a été conduit aussi chez M. le professeur Dor, qui n'était pas à Lyon.

Il n'y a pas longtemps que j'ai pu avoir une idée exacte de l'opposition, je dirai presque de l'hostilité que j'avais soulevée contre moi parmi les oculistes en soutenant la validité du traitement du daltonisme congénital par l'exercice. J'ai cru que les preuves fournies par les témoins les plus honorables et les plus compétents avaient été appréciées comme elles méritaient de l'être...

Il paraît que la théorie de Thomas Young avait repris son autorité absolue, comme jadis l'opinion d'Aristote...

A l'opinion d'Aristote je réponds par l'observation complète, et péremptoire d'Alexandre. Cette observation absolument concluante me permet de croire que j'ai fini de batailler contre les oculistes, dont plusieurs d'ailleurs, sont de bons amis pour moi.

J'espère que ces savants professeurs, au lieu d'employer les heures précieuses de leurs premières leçons à disserter sur la théorie de Thomas Young, voudront bien, à l'ouverture de leurs cours, examiner pour les couleurs leurs élèves. Il les débarasseront facilement et en quelques mois de la dyschromotopsie dont ils sont affectés, probablement dans la proportion de 6 0/0.

L'opposition des oculistes n'a que trop duré, elle peut être cause des nombreux insuccès que nous avons essuyés quand nous avons demandé l'introduction des examens et des exercices dans les écoles. Ce que nous demandions cependant ne pouvait faire aucun tort à personne.

Mais je ne veux pas terminer cette note sans dire que malgré toute ma persévérance, la confiance que j'avais dans le bon droit, je ne serais pas arrivé de longtemps à écarter la théorie de Thomas Young, si j'avais été livré à mes propres ressources, étant donné que la vie de médecin-praticien ne favorise pas toujours les recherches de longue haleine. J'ai heureusement trouvé des collaborateurs très patients et très éclairés, surtout dans MM. Liotard, Brachet et Ducros. Sans eux, je n'aurais sans doute pas pu mener à bonne fin les exercices dans les cas les plus difficiles.

Je dois rappeler aujourd'hui les traitements et les examens périodiques de contrôle, accomplis pour 19 chefs de trains ou conducteurs, par M. Git, chef de train principal, et par moi; les cas très concluants du regretté professeur Fevis, ceux du Dr Bianchi, et ceux plus récemment observés par le Dr Brégi. Il me faut enfin citer ces lignes du Dr Maréchal :

Brest, 17 novembre 1881.

« ..... En un mot, on commence à s'occuper un peu des
« couleurs, et c'est heureux, car plus cette question s'impose à
« moi par la nature même de mon service, et plus je tends à
« me ranger à vos idées sur l'influence d'un exercice bien
« dirigé et fréquemment répété pour le développement du
« sens chromatique.

« Je vous ai déjà cité différents faits ; un des derniers que
« j'ai relevés est des plus probants. Il s'agit d'un jeune homme
« qui est actuellement à l'école navale et qui a été admis par
« moi, revu depuis son entrée (premiers jours d'octobre), deux
« fois par mon collègue du Borda, avec l'intention de saisir
« quelque défectuosité s'il s'en manifestait quelques-unes, et
« cela avec les écheveaux de Holmgren et la carte de Daae.
« Eh bien, il a satisfait aux épreuves d'une façon qui cadrait
« suffisamment avec son acuité, qui est passable. Or, ce jeune
« homme, après maintes épreuves, avait été refusé en 1879,
« comme incapable de discerner la couleur d'une mire de
« 4 centimètres (sur les hémidisques) à 50 centimètres de
« distance.

« Je pourrais citer encore une demi-douzaine d'exemples de
« cas où après une observation scientifiquement conduite et
« des plus attentives, l'infirmité de la vision chromatique a été
« avérée, et pour lesquels l'exercice soutenu a pu amener
« une quasi-guérison... »

Lettre particulière de M. le Dr Maréchal, médecin principal de la
marine.

Les arguments en faveur des propositions que nous avons
fait connaître, il y a 15 ans, ne manquent pas ; des obstacles
très nombreux et tout à fait imprévus se sont opposés cependant
à leur mise en pratique.

Cette exécution est toutefois on ne peut plus simple. Tout peut se résumer dans l'introduction obligatoire de la visite des couleurs, des examens périodiques, des exercices dans les écoles ; des examens d'élimination dans les chemins de fer, la marine, l'armée, les ateliers et les magasins, et partout des examens périodiques ou de contrôle, qui sont absolument indispensables, à cause surtout des cas de daltonisme accidentel ou pathologique, lesquels peuvent se manifester dans un grand nombre de circonstances.

Je n'ai pas encore fini de m'occuper de la très intéressante question du daltonisme et des progrès du sens chromatique. J'aurai à l'examiner à d'autres points de vue. Puissé-je le faire utilement.

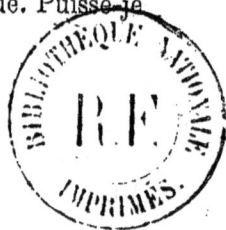

Lyon. — Imp. du Salut Public. r. de la République, 33.

93

DU MÊME AUTEUR

1873. — *Réforme des employés de chemins de fer affectés de daltonisme.* Lu au Congrès de Lyon de l'Association française pour l'avancement des sciences, et *Lyon Médical.*

1874. — *Recherches cliniques sur le daltonisme ; du traitement.* Lu au Congrès de Lille de l'Association française pour l'avancement des sciences, et *Lyon Médical.*

1875. — *De la dyschromatopsie traumatique.* Société nationale de médecine et *Lyon Médical.*

1875 et 1876. — *De la dyschromatopsie dans ses rapports avec l'état militaire.* Mémoire présenté au Conseil de santé des armées.

1875 et 1876. — *De la dyschromatopsie dans ses rapports avec la navigation.* Mémoire présenté à la Société nationale de médecine de Marseille, et *Marseille Médical.*

1875 et 1876. — *Recherches cliniques sur le daltonisme.* Mémoire présenté à l'Académie des sciences. Lu à la Société de médecine de Lyon (inédit).

1876. — *Résumé des mémoires précédents.*

1876. — *Du daltonisme dans ses rapports avec la navigation.* Société de médecine de Lyon, et *Lyon Médical.*

1877. — *Le traitement du daltonisme dans les écoles.* Lyon.

1877. — *Recherches cliniques sur le daltonisme ; éléments de statistique.* Congrès du Havre, et *Gazette hebdomadaire de médecine et de chirurgie.*

1878. — *Des mesures sanitaires et des moyens préventifs nécessités par le daltonisme.* Faculté de médecine de Lyon. Paris, G. Masson, éditeur.

1879. — *Le traitement du daltonisme chez l'enfant et chez l'adulte.* Société de médecine de Lyon, et *Gazette hebdomadaire de médecine et de chirurgie.* Paris, G. Masson, éditeur.

1880. — *La dyschromatopsie dans ses rapports avec la médecine publique.* Académie de médecine, et *Gazette hebdomadaire de médecine et de chirurgie.*

1883. — *Résumé des mémoires présentés à l'Académie des sciences.*

1886. — *Le pronostic du daltonisme.* Société des sciences médicales et archives d'ophtalmologie. Mai-Juin 1886.

1686. — *Recrutement du personnel actif des chemins de fer.*

1888. — *Recherches sur le daltonisme ; nouveaux éléments de statistique.*

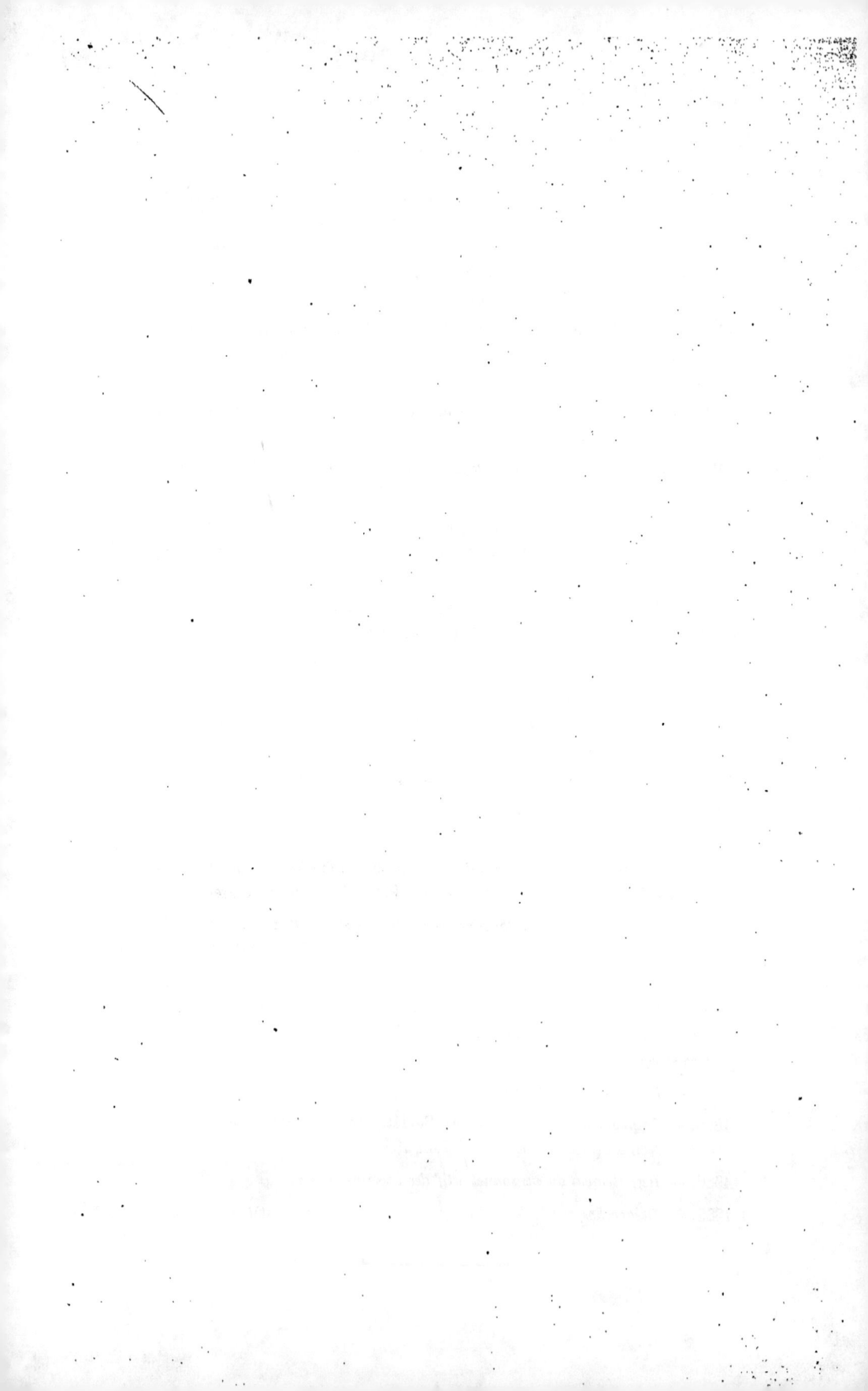